BEI GRIN MACHT SICH IHR WISSEN BEZAHLT

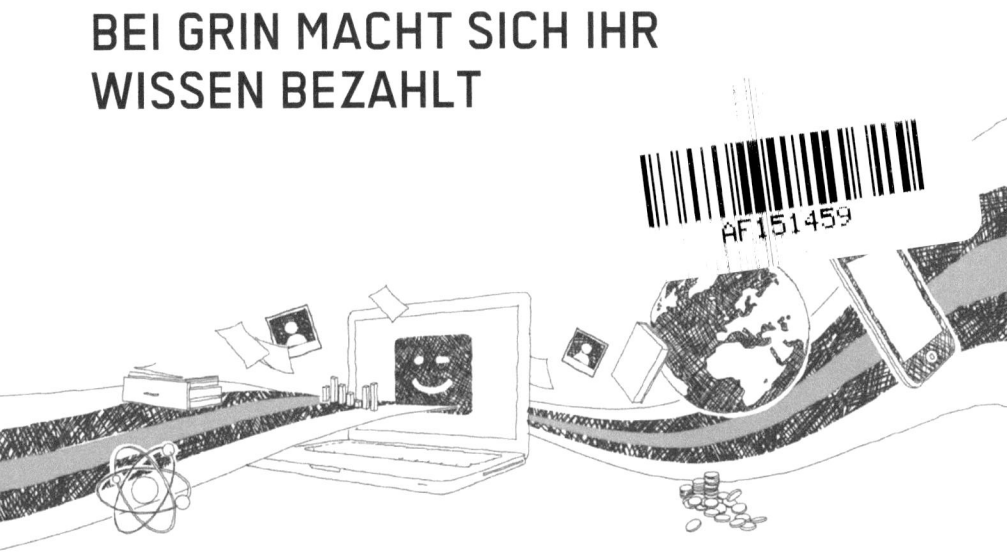

- Wir veröffentlichen Ihre Hausarbeit, Bachelor- und Masterarbeit

- Ihr eigenes eBook und Buch - weltweit in allen wichtigen Shops

- Verdienen Sie an jedem Verkauf

Jetzt bei www.GRIN.com hochladen und kostenlos publizieren

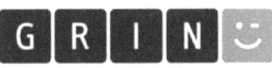

Bibliografische Information der Deutschen Nationalbibliothek:

Die Deutsche Bibliothek verzeichnet diese Publikation in der Deutschen National-
bibliografie; detaillierte bibliografische Daten sind im Internet über http://dnb.d-
nb.de/ abrufbar.

Dieses Werk sowie alle darin enthaltenen einzelnen Beiträge und Abbildungen
sind urheberrechtlich geschützt. Jede Verwertung, die nicht ausdrücklich vom
Urheberrechtsschutz zugelassen ist, bedarf der vorherigen Zustimmung des Verla-
ges. Das gilt insbesondere für Vervielfältigungen, Bearbeitungen, Übersetzungen,
Mikroverfilmungen, Auswertungen durch Datenbanken und für die Einspeicherung
und Verarbeitung in elektronische Systeme. Alle Rechte, auch die des auszugsweisen
Nachdrucks, der fotomechanischen Wiedergabe (einschließlich Mikrokopie) sowie
der Auswertung durch Datenbanken oder ähnliche Einrichtungen, vorbehalten.

Impressum:

Copyright © 2017 GRIN Verlag, Open Publishing GmbH
Druck und Bindung: Books on Demand GmbH, Norderstedt Germany
ISBN: 9783668475816

Dieses Buch bei GRIN:

http://www.grin.com/de/e-book/368584/delir-beim-alten-menschen-diagnostik-
ursachen-und-praevention

Katharina Sommer

Delir beim alten Menschen. Diagnostik, Ursachen und Prävention

GRIN Verlag

GRIN - Your knowledge has value

Der GRIN Verlag publiziert seit 1998 wissenschaftliche Arbeiten von Studenten, Hochschullehrern und anderen Akademikern als eBook und gedrucktes Buch. Die Verlagswebsite www.grin.com ist die ideale Plattform zur Veröffentlichung von Hausarbeiten, Abschlussarbeiten, wissenschaftlichen Aufsätzen, Dissertationen und Fachbüchern.

Besuchen Sie uns im Internet:

http://www.grin.com/

http://www.facebook.com/grincom

http://www.twitter.com/grin_com

Inhaltsverzeichnis

Abbildungs- und Tabellenverzeichnis

Abstrakt

Das Ziel der vorliegenden wissenschaftlichen Arbeit war es, einen besseren Eindruck über das Delir zu bekommen, sowie seine Symptomatik und Diagnostiken, Risikofaktoren und Präventionsmöglichkeiten vorzustellen. Ich habe mich gefragt, was man unter einem Delir versteht, welche verschiedenen Delirien es geben kann und wie die Untersuchung der Patienten von statten geht. So werden im Folgenden zunächst erklärt, was ein Delir ist und welche Folgen und Auswirkungen dies hat; wie die Risikofaktoren aussehen, wie ein Delir diagnostiziert wird und welche Therapie- oder Präventionsmöglichkeiten es gibt. Vor diesem Hintergrund möchte ich zur Prävention von Delirien beitragen.

1 Einleitung

„Auf der Intensivstation begann mein Verstand, mir einen Streich zu spielen. Der Gedanke, dass ich im Ausland sei, wurde durch die vielen fremden Namen und die an der Wand befestigten Reiseplakate bestärkt." (Pearce 2002, S. 430)

Im Delir erscheinen Erfahrungen und verklärte Eindrücke eines kritisch kranken Menschen äußerst real (Hewer, 2016). Die akute Verwirrtheit mit ihren Wahrnehmungsstörungen ist besonders bei älteren Menschen ein ernst zu nehmendes Problem und verlangt medizinische und pflegerische Behandlung und Begleitung.

Das Delir ist eine ernste, häufige und oftmals vermeidbare Ursache der Morbidität und Mortalität älterer Menschen. Es ist bei Älteren die häufigste Komplikation einer Hospitalisierung.

Die primäre Fragestellung dieser Arbeit wird deswegen sein: Was genau ist ein Delir überhaupt? Wie sieht seine Symptomatologie eigentlich aus und welche Auslöser und Ursachen gibt es? Und was kann ein Krankenhaus Präventiv gegen die Entstehung eines Delirs unternehmen?

Das Delir an sich bildet den Fokus dieser vorliegenden Hausarbeit. Einleitend gibt es zunächst eine knappe Übersicht über das Delir, seine Definition und Häufigkeit. Der zweite Teil beschreibt die Symptomatologie und seinen Verlauf, sowie die Kernsymptome. Als nächstes wird auf die Diagnostik und die Klassifikation im

ICD-10 und DSM 5 eingegangen. Im darauf folgenden Teil werden die verschiedenen Ursachen, Auslöser und besondere Risikofaktoren für die Entstehung eines Delirs dargelegt. Im Schlussteil der Arbeit stelle ich dann präventive Maßnahmen vor, die ein Krankenhaus umsetzen könnte, um die Entstehung eines Delirs vorzubeugen.

2 Phänomen Delir

2.1 Begriffserklärung

Delir stammt von dem lateinischen Wort „delirare" ab und bedeutet so viel wie „aus der Furche geraten". Im letzten Jahrhundert gab es viele verschiedene Begriffe für das delirante Syndrom. Dazu gehörten zum Beispiel das „Durchgangssyndrom", das „Übergangssyndrom", die „akute zerebrale Insuffizienz", der „exogene Reaktionstyp" oder auch die „toxisch-metabolische Enzephalopathie". Im 20. Jahrhundert entsprach das Delir „einem pathogenetisch schwer fassbaren neuropsychiatrischen Syndrom, das einen akut aufgetretenen, potenziell reversiblen Verwirrtheitszustand – häufig im Rahmen von akuten körperlichen Erkrankungen" beschrieb (Pantel et al., 2014, S. 275). Der heute verwendete Begriff kam erst durch die Definition der Diagnosekriterien der American Psychiatric Association (APA) und der World Health Association (WHO) zustande.

2.2 Prävalenz und Inzidenz

Prinzipiell kann ein Delir in jedem Alter und in den verschiedensten Situationen auftreten, wobei jedoch die Wahrscheinlichkeit sehr Alters- und Kontextabhängig ist. Meistens tritt ein Delir nach dem 65. Lebensjahr auf und stellt bei älteren Patienten eine der häufigsten Komplikationen im Krankenhaus dar. In der erwachsenen Allgemeinbevölkerung wird die Auftretenswahrscheinlichkeit eines Delirs mit 1-2% beziffert; allerdings steigt diese mit dem Alter erheblich an, wodurch die Delirrate bei über 85-Jährigen bei ca. 14% liegt (Inouye, 2006). Die Inzidenz des Delirs wird in geriatrischen Kliniken mit 25-60% angegeben, in internistischen Kliniken mit 13-20%, in neurologischen Kliniken mit 30-40%, in psychiatrischen Kliniken mit 20-43% und in chirurgischen Kliniken mit 15-79% (Lindesay et al., 2009).

3 Symptomatologie

Jedes Symptom, was bei einem Delir auftritt, kommt auch bei anderen neuropsychiatrischen Krankheitsbildern vor. Die Spezifität beim Delir liegt im Muster der Symptome, dem Syndrom und dem Verlauf der Krankheit:

1. Plötzliches Auftreten der Symptome
2. Schwankender Verlauf
3. Schnelles Abflauen der Symptome

3.1 Kernsymptome

„Ein Delir ist ein neuropsychiatrisches Hirnschädigungssyndrom bzw. ein psychiatrisches Syndrom bei einer Hirnfunktionsstörung" (Hewer, 2016, S. 16). Bei der Symptomatik des Delirs sind die wichtigsten Bereiche die der Aufmerksamkeit, der kognitiven Leistungen und des Bewusstseins (Cole, 2004).

Aufmerksamkeit

Trotz der riesigen Rolle, die Aufmerksamkeit in unserem Alltag hat, nehmen wir diese kaum wahr. „Die Aufmerksamkeit ist ein Prototyp der unbewusst (implizit) ablaufenden Prozesse der Informationsverarbeitung des Gehirns" (Hewer, 2016, S. 18). Bei dem amerikanischen Klassifikationssystem DSM-5 wird die Aufmerksamkeitsstörung in den Vordergrund gestellt und in vier Teilaspekte aufgeteilt:

1. *Ausrichten und Leiten der Aufmerksamkeit:* Hiermit ist die Wendung der Aufmerksamkeit gemeint, beispielsweise die Ausrichtung auf den Untersucher, wenn er an das Bett tritt, oder auf einen eintretenden Besucher oder das Hinsehen dorthin, wo der Untersucher hinblickt. Beim Fokussieren der Aufmerksamkeit auf eine Aufgabe, wie beispielsweise „die Monate rückwärts aufsagen", wird ebenfalls die Aufmerksamkeit ausgerichtet – ein Patient könnte beispielsweise die Aufgabe nicht beginnen, sondern immer wieder ablenkende freie Assoziationen äußern.
2. *Fokussieren der Aufmerksamkeit:* Hiermit ist die Intensität der Aufmerksamkeitsausrichtung auf eine Aufgabe gemeint, die auch kurzfristig (wie bei einem Golfschlag) erfolgen kann. Die Aufmerksamkeit wird z.B. auf die Aufgabe fokussiert, eine Zahlenabfolge nachzusprechen.
3. *Aufrechterhalten der Aufmerksamkeit:* Bei längeren Aufgaben muss die Aufmerksamkeit auf die mentalen Operationen, die gefordert werden, fokussiert gehalten und ablenkende Einflüsse müssen ferngehalten werden. Hierbei ist beispielsweise das Sich-wehren-Können gegen Ablenkungen gemeint (vielfach wird der Begriff Konzentration für die Aufrechterhaltung und Fokussierung der Aufmerksamkeit gebraucht).

4. *Verändern/Lösen der Aufmerksamkeit:* Das Abwenden der Aufmerksamkeit von einem Fokus. In dissoziativen oder oneiroiden - traumartigen - Zuständen beispielsweise kann die Aufmerksamkeit nicht von einem Objekt gelöst werden (Hewer, 2016, S. 18).

Bewusstsein

Unter Bewusstsein ist das bewusste Wahrnehmen und Handeln, das bewusste Nachdenken, Planen und Entscheiden zu verstehen. Im Gegensatz zum DSM-5, welches die Störung der Aufmerksamkeit in den Vordergrund stellt, steht im deutschen Sprachraum die Bewusstseinsstörung an zentraler Stelle des Delirs. In verschiedenen Bereichen ist ein Monitoring der Bewusstseinsfunktionen wesentlich:

1. Bewusstes Wahrnehmen der Sinnesqualitäten („ich sehe den Doktor", „ich höre die Glocke") unter sensomotorischer Kontrolle der Person (hinblicken, zeigen, anfassen etc.) und Monitoring der Wahrnehmungen der gesamten Umgebung als Grundlage für eine Orientierung
2. Monitoring der Gefühle („ich habe Angst"), internen Zustände („ich bin erschöpft"), oder
3. Monitoring der Anforderungen oder Probleme („ich habe zu hohe Schulden"), Überzeugungen („so darf man das aber nicht machen!"), Vorstellungen und Erwartungen etc. Das Monitoring von Empfindungen, internen Zuständen oder Problemen führt zur Aktivierung der Aufmerksamkeit auf bestimmte Vorstellungen und/oder führt zu Aktionen (Hewer, 2016, S. 21).

Bei Bewusstseinsfunktionen erinnern Patienten sich in der Regel an diese und können von ihren subjektiven Erfahrungen berichten, wohingegen bei Patienten, die sich im Delir befinden, diese Fähigkeit gestört ist. So reagieren Personen, die sich im Delir befinden, nicht gut auf sich verändernde Anforderungen ihrer Umgebung oder Bedürfnisse ihres Körpers und müssen deshalb stationär überwacht werden. Jedoch gibt es auch viele Delirien ohne eine Bewusstseinsstörung, wie beispielsweise flüchtige Verwirrtheitssyndrome bei Exsikkose. Eine solche Situation führte dazu, neue Terminologien einzuführen, z.B. das „Durchgangssyndrom", ein Delirsyndrom ohne Bewusstseinsstörung (Hewer, 2016).

Ein Patient, der an einem Delir leidet, erscheint dem Untersucher oft nicht ganz wach und unaufmerksam. Bemühungen, ihn zu aktivieren, schlagen fehl. Zudem weist er Beeinträchtigungen seiner kognitiven Leistungen auf, wie z.B. eine Störung der zeitlichen Orientierung. Im Gegensatz dazu erlangt ein müder Mensch nach dem Aufwachen seine Orientierungsfähigkeit schnell wieder.

Störung kognitiver Leistungen

Ein weiteres Kernmerkmal des Delirs ist die Störung kognitiver Leistungen. Jedoch ist diese Störung nicht spezifisch für diese Krankheit. So tritt zum Beispiel bei einer Alzheimer-Demenz eine in vielen Merkmalen ähnliche Störung kognitiver Leistungen auf. Allerdings entwickelt sich die Störung kognitiver Leistungen bei beiden Krankheitsbildern mit völlig unterschiedlichen Zeitverläufen.

Personen, die sich im Delir befinden, haben oft Probleme, sich an Ereignisse zu erinnern, die kürzlich passiert sind. So kann sich der Patient beispielsweise besser an Dinge erinnern, die längere Zeit zurück liegen, aber nicht an Details der letzten Tage, wie z.B. der Transport ins Krankenhaus oder wie er aus dem Untersuchungsraum auf die Station gekommen ist. Somit ist beim Delir weniger das autobiographische, als das episodische Gedächtnis betroffen.

Andere wichtige Symptome des Delirs sind Fehler in der örtlichen und zeitlichen Orientierung. In der klinischen Routine wird daher das aktuelle Datum erfragt (Tag im Monat, Monat, Jahr und Wochentag/Uhrzeit). Bemerkt der Untersucher, dass der Patient Fehler im Monat und/oder Jahr gemacht hat, dann deutet dies mit einer Sensitivität von 95% und einer Spezifität von 86,5% auf eine Störung kognitiver Leistungen beim Delir (oder bei einer Demenz) hin (O'Keeffe et al., 2011). Ebenso ist die Orientierung zum Ort im Delir häufig gestört (Hewer, 2016).

Ein Delirpatient wird sich nicht an die Ereignisse der letzten Tage vor dem Ausbruch des Delirs erinnern. Wenn das Delir abgeklungen ist, kann er sich jedoch zumindest an prägnante Ereignisse aus dieser Zeit erinnern. Das Wiedererinnern von während des Delirs nicht abrufbaren Informationen ist typisch für dieses Syndrom. Offenbar ist im Delir nicht vorwiegend der Speicher betroffen, sondern der Abruf aus dem Gedächtnis (Hewer, 2016, S. 24-25).

Ebenfalls sind die Sprache und das Denken eines Patienten im Delir gestört. So passiert es, dass bei einer Untersuchung der Wortflüssigkeit (Fluency, bei der der Patient möglichst viele Wörter zu einem vorher genannten Oberbegriff nennen soll) nur wenige Wörter abgerufen werden können; es kommt zur Nennung falscher Wörter und oft auch zum Vergessen des Oberbegriffes. Bei verschiedenen Formen des Delirs können unter anderem ausgeprägte formale Denkstörungen auftreten. Dabei wirkt der Patient „verworren", wechselt von einem Thema zum anderen, schweift ab oder man kann ihnen in ihrem Gedankengang nicht folgen und sie verlieren den Faden (Hewer, 2016).

3.2 Verlauf der Symptomatik

Die Symptomatik des Delirs beginnt schnell und schwankt. So ist bei der psychopathologischen Untersuchung die Beobachtung des Zeitverlaufes der Symptomatik wichtig.

Akuität: Wenn ein Patient bei einer Untersuchung deutlich kognitive Beeinträchtigungen aufweist, die er vor wenigen Tagen noch nicht zeigte, sollte der Verdacht auf das Vorliegen eines Delirs abgeklärt werden.

Fluktuation: Hinzu kommen noch Fluktuationen der Symptomatik: Während der Untersuchung zeigen Patienten kaum Symptome, weswegen es wichtig ist, Angehörige des Patienten oder das Pflegepersonal zu fragen, ob vor wenigen Stunden bereits Anzeichen auf ein Delir vorgelegen haben können. Somit ist es auch notwendig, das Pflegepersonal ausreichend zu trainieren, auf die Kernsymptome eines Delirs zu achten.

Tagesschläfrigkeit und Schlafstörungen: Unter anderem ist die zirkadiane Rhythmik im Delir gestört. Patienten sind meist nachts sehr aktiv und handeln laut und distanzlos.

Jedoch ist der Verlauf des Delirs sehr unterschiedlich. Die Fluktuation und Remission kann von Patient zu Patient verschieden sein (Hewer, 2016).

4 Diagnostik und Klassifikation

4.1 Diagnostik

Es gibt zwei diagnostische Bereiche, die bei einem Verdacht auf ein Delir zu unterscheiden sind:

1. Die Diagnostik des *Delirsyndroms*. Wie kann gesichert werden, dass es sich tatsächlich um das Krankheitsbild des Delirs handelt? Welche Gefährdungen ergeben sich durch das Delirsyndrom?
2. Die Diagnostik der *Delirursache*. Was ist die Ursache des Delirs? Was muss getan werden, damit das Delir abklingen kann? Zusätzlich steht dabei

die Frage an, ob es eine Gefährdung des Patienten durch eine schwerwiegende somatische Grunderkrankung gibt (Hewer, 2016, S. 33).

Diagnostische Schritte zur Sicherung der Diagnose des Delirsyndroms

Anamnese

Wegen der eingeschränkten Interviewfähigkeiten des Patienten, ist es meist schwierig eine Anamnese zu erheben. In vielen Fällen ist auch die Verlässlichkeit der Aussagen in Zweifel zu ziehen. Zunächst sollte versucht werden Aspekte der biographischen Anamnese zu erfragen. Anhand dieser Schilderungen kann der Untersucher feststellen, ob das Langzeitgedächtnis ungestört geblieben ist. Bei der Anamnese der letzten Jahre und Monate wird dann das Neugedächtnis beurteilt. Der Untersucher sollte dabei bemerken, ab welchem Lebensjahr die Angaben des Patienten vage werden oder seine Angaben gar keinen Sinn mehr ergeben. Typisch bei einem Delir ist, dass die allgemeine Abfrage von Erinnerungen beeinträchtigt ist, jedoch sind wesentliche Lebensereignisse aus der Zeit unmittelbar vor Beginn des Delirs nicht vergessen.

Zusammenfassend sind folgende neuropsychologisch-psychopathologische Befunde typisch für ein Delirsyndrom:

1. Das autobiographische Gedächtnis der länger zurückliegenden Zeit sollte ungestört sein.
2. Das episodische Gedächtnis der Zeit nach Beginn des Delirs ist gestört.
3. Die Orientierung zu Zeit und Ort und
4. das Zeitgitter sollten Defizite aufweisen (Hewer, 2016, S. 35).

Fremdanamnese

Eine Fremdanamnese ist immer erforderlich, da der Patient wegen seiner fehlenden Einsicht in Defizite und Verhaltensstörungen wenige kritische und verwertbare Äußerungen macht. Hierbei muss die Familie, Nachbarschaft, der Krankentransport, gegebenenfalls die Polizei oder andere Personen, die den Patienten begleitet haben, befragt werden. Diese Fragen gelten allen Auffälligkeiten in den folgenden Bereichen:

- Veränderungen in Aufmerksamkeit, Wachheit
- Auftreten von Desinteresse an der Umgebung, Desinteresse am Transport (wohin werde ich gebracht etc.?)
- Erinnerungen zum Ablauf des Transports (wie kamen die Helfer in die Wohnung, wer war anwesend etc.?)

- Dazu allgemeine Fragen über die letzte Zeit
- Verschlechterung in kognitiven Fähigkeiten wie Orientierung, oder Beobachtung von Fehlern im Alltagsverhalten
- Veränderung des Schlafverhaltens, nächtliche Überaktivität etc.
- Neu aufgetretene wahnhafte Überzeugungen, Fehlwahrnehmungen oder emotionale Auffälligkeiten (Hewer, 2016, S. 35)

Psychopathologische Untersuchung

Im Interview, bei der Erhebung der Anamnese, ergeben sich bereits Beobachtungen über Sprachproduktion, Sprachniveau, Sprachverhältnisse und formale Denkstörungen. In der Beurteilung der Aufmerksamkeitsstörung gibt es meist große Schwierigkeiten. Es gibt hohe interindividuelle Variationen der Aufmerksamkeitsfunktionen (mehr oder weniger „aufgeweckte" Personen). Daher ist es besonders wichtig die Angehörigen zu fragen, ob der Patient anders ist als sonst, nicht ganz wach oder benommen. Dabei wird eingeschätzt:

- Wachheit (auch an Augen- und Lidbewegungen zu erkennen), Weckbarkeit
- Unfokussierte Aufmerksamkeit: das Aufmerksamkeitsniveau
- Wie weit die Person an ihrer Umgebung teilnimmt, Präsenz in einer sozialen Situation
- Benommenheit
- Bewusstheit der Umgebung, d.h. in wieweit bekommt der Patient mit und behält, was in seiner Umgebung abläuft, z.B. dass jemand den Raum betreten oder verlassen hat
- Fokussierte Aufmerksamkeit
  - Art des Blickkontakts
  - Art der Blickfolgen, z.B. gemeinsames Blicken auf ein Objekt, Hinsehen, wenn jemand hinzu kommt
  - Prompte Vergegenwärtigung eines neuen Gesprächsthemas, d.h. Fragen müssen beispielsweise vom Untersucher wiederholt werden
  - Perseveration, weil die Aufmerksamkeit nicht von etwas weggewendet werden kann
  - Abgelenktheit durch äußere Einflüsse ist auffällig (Hewer, 2016, S. 36)

Im Delir sind sowohl leichte Aufmerksamkeitsstörungen zu beobachten, als auch schwere präkomatöse Zustände (Somnolenz und Sopor).

Untersuchungen der Störung kognitiver Leistungen

In Tabelle 1 sind Testverfahren dargestellt, die bei der Untersuchung eines Patienten mit einem Delir angewandt werden können.

Tab. 1: Vorschläge für die klinische Untersuchung neurokognitiver Störungen, die für das Delir relevant sind – aus dem DSM-5, ergänzt um weitere Tests (Hewer, 2016, S. 38)

Funktion		Beispiel
Gedächtnis-funktionen	Arbeitsgedächtnis/ Immediat-gedächtnis	Wiederholen von Merkwör-tern
	Episodisches Gedächtnis	Wiedergabe von Merkwör-tern, am besten nach kurzer Ablenkung
	Zeitliche Orientierung	Angeben von Wochentag und Tag im Monat
Sprachfunktionen	Benennen	Uhr, Tisch, Schuh, Becher etc.
	Wortflüssigkeit	So viele Wörter wie möglich nennen […]
	Sprachverständnis	Verstehen von Interviewfra-gen […]
	Grammatik und Syntax	Beobachtete Sprachfehler im Interview

Visuell-räumliche Funktionen	Visuelle Wahrnehmung	Gesichter erkennen
	Visuell-konstruktiv	Ziffernblatt einer Uhr o.ä. zeichnen lasse
	Perzeptuell-motorisch	Geschicklichkeit beim Auf- und Zuknöpfen von Kleidung
	Praxie	Automatisierte Bewegungen, wie Winken [...]

Weitere Psychopathologische Symptome

Ebenfalls können *psychomotorische Störungen* auftreten. Die Patienten sind dann motorisch unruhig. Dies äußert sich durch unkontrollierte, meist ziellose Aktivitäten. Dabei ist die Motorik des Patienten verlangsamt und die Reaktionszeiten sind verlängert. Dazu kommt noch, dass Patienten im Delir oft *falsche Überzeugungen* tätigen. Aufgrund der Störung kognitiver Leistungen können sie deren Wahrheitsgehalt nicht überprüfen. So kann es zu reduplikativen Paramnesien kommen (Wahn einer Verdopplung). „Damit ist gemeint, dass eine Person z.B. Teile ihres Hauses und Personen in der neuen Umgebung wähnt – im Krankenhaus oder Heim -, so beispielsweise den (längst verstorbenen) Gatten im Keller, wobei die Patientin überzeugt ist, der Keller ihres Hauses sei im Keller des Krankenhauses" (Hewer, 2016, S.39). Unter anderem erwähnt ICD-10 eine gestörte *Emotionalität*. Ab und an kommt es zu deprimiert suizidalen, von Enthemmung gekennzeichneten Krankheitsbildern. Oft ist dabei eine Ängstlichkeit zu beobachten und eine erhöhte Schreckhaftigkeit.

Somatische Untersuchung

Bei der somatischen internistisch-neurologischen Untersuchung können Hinweise auf die Ursache des Delirs gefunden werden. Dazu gehört eine laborchemische und apparative Untersuchung (EKG, Röntgen, Ultraschall etc.) wahrscheinlicher allgemeinmedizinischer Krankheiten (Lorenzl et al., 2012).

4.2 Klassifikation

Diagnostische Kriterien für Delir nach ICD-10 (World Health Organisation 1993)

F0	Organische, einschließlich symptomatischer psychischer Störungen
F05	Delir, nicht durch Alkohol oder andere psychotrope Substanzen bedingt
F05.0	Delir ohne Demenz
F05.1	Delir bei Demenz
F05.8	Sonstige Formen des Delirs
	Delir mit gemischter Ätiologie
F05.9	Delir, nicht näher bezeichnet

Diagnostische Kriterien des Delirs nach DSM-IV-TR (American Psychiatric Association 1994)

- Störung des Bewusstseins und insbesondere der Aufmerksamkeit
- Veränderung kognitiver Funktionen (Wahrnehmung, Gedächtnis, Sprache, Orientierung)
- Entwicklung des Störungsbilds innerhalb einer kurzen Zeitspanne (Stunden oder Tage) und Fluktuation der Symptomatik im Krankheitserlauf
- Verursachung des Störungsbilds durch einen medizinischen Krankheitsfaktor (Pantel et al., 2014, S. 277)

In der Klassifikation der WHO in der 10. Auflage der *International Classification of Diseases (ICD-10)* werden die Delirien nach ihrer Komplexität und dem Schweregrad eingeteilt. Das DSM wiederum beschreibt in seiner Klassifikation die neuropsychologischen Hauptsymptome, die vorhanden sein müssen, um ein Delir zu diagnostizieren (Hafner, 2010).

5 Ursachen, Auslöser und Risikofaktoren

Folgende ätiologische Faktoren (Einwirkungen) sind für die Entstehung eines Delirs bedeutsam:

- Eine bestimmte Erkrankung stellt die *Ursache* eines Delirs dar, d.h. es besteht ein direkter Ursachen-Wirkungs-Zusammenhang, ohne dass begünstigende Faktoren vorliegen müssen […]. Diese Konstellation ist bei jüngeren Patienten die Regel, aber auch beim ansonsten gesunden Älteren können begünstigende Faktoren gering sein und so in den Hintergrund treten.
- Eine oder mehrere Erkrankung/en ist/sind *Auslöser* für ein Delir, d.h. sie stellen eine notwendige, aber nicht unbedingt hinreichende Erklärung für

die akut auftretende psychopathologische Symptomatik dar[...]. In diesem Fall ist davon auszugehen, dass die Entwicklung des Delirs bei einem akuten Infekt der Lunge durch die Vorschädigung des Gehirns bei demenzieller Erkrankung wesentlich begünstigt wurde.

- Vielfältige Erkrankungen und bestimmte andere Merkmale (z.B. Demenz, Niereninsuffizienz oder hohes Lebensalter) sind *Risikofaktoren* für ein Delir. Ihr Vorhandensein erhöht die Wahrscheinlichkeit, dass sich ein Delir entwickelt, wenn ursächliche oder auslösende Erkrankungen auf den Organismus einwirken (Hewer, 2016, S.51).

5.1 Ursachen und Auslöser

5.1.1 Grunderkrankungen

Es gibt vier Gruppen von Grunderkrankungen, in denen sich die ganze Vielfalt vermutlicher Delirursachen wiederfinden lässt: *Hirnerkrankungen, Allgemeinerkrankungen, Toxische Ursachen* und *Substanzentzug*.

Tab. 2: Delir – ausgewählte Ursachen (Hewer, 2016, S. 61f)

Intrakranielle Infektionen	Systemische Infektionen
- Meningitis - Enzephalitis - Hirnabszess - Neurosyphilis, HIV-Enzephalopathie	- Sepsis bei bakteriellen Infektionen - Andere bakterielle Infektionen (Lunge, Atem-/Harnwege, Abszesse, Phlegmonen etc.) - Andere Infektionen (Viren, Pilze, Protozoen)
Zerebrovaskuläre Erkrankungen	**Andere Hirnerkrankungen**
- Schlaganfall, zerebrale Ischämien - Transitorisch ischämische Attacken (TIA) - Intrakranielle Blutungen [...] - Hypertensive Enzephalopathie - Eklampsie	- Hirntumoren (primär, metastasierend) - Schädel-Hirn-Trauma - Anfallsleiden - Immunvermittelte Enzephalopathien - Hirnödem - Zerebrale Vaskulitis
Metabolisch-hormonelle Erkrankungen (I)	**Metabolisch-hormonelle Erkrankungen (II)**
- Hypo-/Hypernatriämie - Gestörter Flüssigkeitshaushalt (Exsikkose/Überwässerung) - Hypo-/Hyperkalzämie - Hypo-/Hyperkaliämie - Hypo-/Hypermagnesiämie - Hypophosphatämie	- Hypo-/Hyperglykämie - Hypo-/Hyperthyreose - Hypophyseninsuffizienz - Ausgeprägte Nieren-/Leberinsuffizienz - Malnutrition/Hypalbuminämie - Vitaminmangelzustände (z.B.

• Andere (Porphyrie, Karzinoid-syndrom)	B1, B12)
Weitere internistische Erkrankungen	**Verschiedene Erkrankungen**
• Herzinsuffizienz • Herzinfarkt • Endokarditis • Ateminsuffizienz • Chronisch obstruktive Atemwegserkrankung (COPD) • Lungenembolie • Ausgeprägte Anämien • Atoimmunerkrankungen (z.B. systemischer Lupus erythematodes)	• Postoperative Komplikationen • Malignes neuroleptisches/Serotonin-Syndrom • Maligne Hyperthermie, Hitzschlag • Paraneoplastische Erkrankungen • Transplantationsmedizin: Abstoßungsreaktion • Fettembolie • Disseminierte intravasale Gerinnung
Substanzbedingte Delirien	**Entzugsdelirien**
• Alkohol • Sedative/Hypnotika • Opioide • Psychostimulanzien und andere Drogen • Intoxikationen (Lithium, Digitalis, Theophyllin u.a.) • Unerwünschte Arzneimittelwirkungen und -wechselwirkungen	• Alkohol • Sedative/Hypnotika • Opioide (selten)

Tab. 3: Auswahl delirogener pharmakologischer Substanzen (Hewer, 2016, S. 65)

Psychopharmaka	**Anticholinergika/Antihistaminika**
• Benzodiazepine (u. Analoga) • Trizyklische Antidepressiva [...] • Seltener: andere Antidepressiva, z.B. SSRI [...] • Antipsychotika [...] • Stimmungsstabilisierer [...]	• Urologika (u.a. Oxybutinin, Tolterodin) • Atropin, Scopolamin • Benztropin, Biperiden, Trihexyphenidyl • Histamin-1-Blocker [...] • Dymenhydrinat
Antikonvulsiva	**Antiparkinsonmedikamente**
• Carbamazepin • Phenytoin • Valproat • Barbiturate • Neuere Substanzen (u.a. Levetiracetam, Pregabalin, Topiramat)	• L-Dopa • Dopaminagonisten (besonders delirogen) • COMT-Hemmer (Entacapon, Tolcapon) • Amantadin, Budipin • In der Parkinsontherapie verwendete Anticholinergika (s. dort)

Antiinfektiva (I)	Antiinfektiva (II)
• Gyrasehemmer • Penicilline • Cephalosporine • Makrolidantibiotika • Aminoglykoside • Trimethoprim/Sulfamethoxazol • Nitrofurantoin	• Aciclovir, Ganciclovir • Antimalariamittel • Tuberkulostatika (u.a. Ethambutol, Isoniazid, Rifampicin)
Herz-Kreislauf-Medikamente	**Analgetika**
• Digitalis • Betablocker • Antiarrhythmika [...] • Antihypertensiva (Cloidin, Nifedipin) • Diuretika (u.a. Furosemid)	• NSAR (nichtsteroidale Antirheumatika) • Opioide (dosisabhängig grundsätzlich alle; Pethidin besonders delirogen)
Verschiedene (I)	**Verschiedene (I)**
• Corticosteroide • Interferone • Ciclosporin • Colchicin • Zytostatika (u.a. Vincaalkaloide, Cisplatin)	• Theophyllin • Baclofen • Disculfiram • Cholinesterasehemmer, Memantine • Psychostimulanzien (u.a. Kokain, Amphetamine, Ephedrin)

5.2 Risikofaktoren im Alter

In diesem Kapitel gebe ich einen Überblick über die wichtigen prädisponierenden Faktoren, die ein Delir begünstigen können.

Tab. 4: Prädisponierende Faktoren für das Erleiden eines Delirs (Pantel et al., 2014, S. 279)

Demografie	• Alter >65 Jahre • männliches Geschlecht
Neurophysiologische Störungen	• Demenz • Eingeschränkte Kognition (MCI – Mild Cognitive Impairment) • Delirium in der Anamnese • Krankheiten des depressiven Formenkreises
Selbstständigkeit	• Abhängigkeit von institutioneller Pflege (Pflegeheimbewohner) • Immobilität • Geringe körperliche Belastung im Alltag (>>Frailty<<)

	• Sturz bei Anamnese
Wahrnehmungsstörungen	Seh- und Hörstörungen
Ernährung	• Dehydration
	• Mangelernährung
	• Hypoalbuminämie
Medikamente	• Polypharmazie
	• Psychoaktive Substanzen
	• Medikamente mit anticholinergem Wirkprofil
	• Alkohol-, Medikamenten-, Nikotinabusus
Vorerkrankungen	• Somatische Komorbidität
	• Herzinsuffizienz
	• COPD
	• Neurologische Erkrankungen, Schlaganfall
	• Generalisierte Arteriosklerose
	• Diabetes mellitus
	• Anämie
Präoperative Faktoren	• Notfalloperation
	• Fraktur oder Trauma
	• Endokarditis
	• Schmerz

Sehr häufig führt das Zusammenspiel von prädisponierenden Faktoren und exogenen Einflüssen zur Entstehung eines Delirs. „Dabei sind neben der Immobilisierung bei körperlicher Erkrankung die Fehlernährung, die Polypharmazie, das Vorliegen eines Blasenkatheters und iatrogener Ereignisse, insbesondere Erkrankungen infolge von diagnostischen Behandlungen und therapeutischen Interventionen, zu berücksichtigen" (Förstl, 2011, S. 400). Wichtige prädisponierende Faktoren für die Entstehung eines Delirs sind in **Tabelle 4** aufgeführt. Meist wird bei der Entstehung von einer multifaktoriellen Genese ausgegangen, was besagt, dass prädisponierende Faktoren schon mit niedrigpotent einwirkenden psychosozialen Noxen (z.B. fremde Umgebung, körperliche Beschränktheit) ein Delir auslösen können (Förstl, 2011).

Prädisponierende Faktoren (Vulnerabilität):

- Hohes Lebensalter

- Demenzerkrankung

- Somatische Komorbidität

- Hör- und Sehbehinderung
- Dehydration

Exogene Einflüsse (Noxen):

- Chirurgischer Eingriff
- Behandlung mit Anticholinergika
- Intensivpflichtigket

6 Prävention

6.1 Erkennung und Dokumentation von Risikofaktoren

Besonders ältere Patienten, die stationär im Krankenhaus aufgenommen werden, bringen nicht nur viele individuelle Risikofaktoren mit, sondern sind auch zahlreichen Faktoren ausgesetzt, welche ein Delir auslösen können. So besagt das Schwellenkonzept, dass bei hoher Vulnerabilität (Delirschwelle niedrig) ein schwacher Auslöser genügt, um ein manifestes Delir auszulösen, während bei niedriger Vulnerabilität (Delirschwelle hoch) eine starke Noxe auftreten muss (**Abb. 1**).

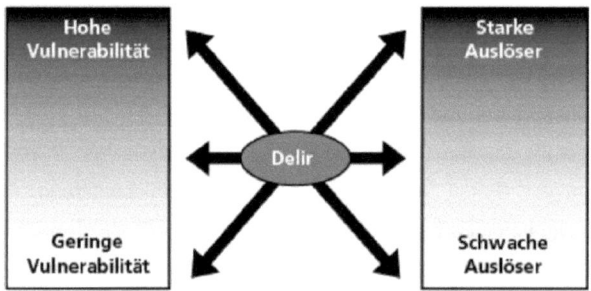

Abb. 1: Vulnerabilitätshypothese/Schwellenkonzept zur Delirentstehung nach Inouye (Hewer, 2016, S. 58)

Wenn diese Risikofaktoren frühzeitig erkannt werden, können bei den Patienten schwerwiegende Folgen vermieden werden. Da die Behandlung von Patienten bei einem Delir meist multiprofessionell erfolgt, ist eine Dokumentation der Risikofaktoren, ihrer Veränderungen, sowie der bisher durchgeführten Interventionsmaßnahmen von großer Bedeutung, um das gesamte Behandlungsteam über den Patientenstatus zu informieren. Eine inkonsequente Dokumentation von Mitarbeitenden könnte u.a. zu diversen Fehldiagnosen oder zur Nichterkennung der Entwicklung eines Delirs führen (Hewer, 2016).

6.2 Schulung aller Berufsgruppen

Mehrere Studien geben Hinweise auf verschiedene Faktoren, die dazu beitragen, dass 32-67% aller Delirien im Klinikalltag von Stationsmitarbeitenden nicht erkannt oder fehldiagnostiziert werden (Inouye, 1994). Oft können Stationsmitarbeiter die hypoaktive Delirform nicht identifizieren, oder ihnen ist die Abgrenzung zwischen Delir und Demenz nicht einmal geläufig. Solche Defizite findet man vor allem beieinem Mangel an delirbezogenem Wissen, der durch Fehlinformationen, mangelnde diagnostische Fähigkeiten, fehlendem Wissen im Umgang mit deliranten Patienten, einer nicht fachgerechten Dokumentation und Kommunikationsproblemen zwischen Ärzten und Pflegepersonal verstärkt wird. Dies ergibt sich meist aus der Tatsache, dass das Thema des Delirs nur selten fester Bestandteil der medizinischen und pflegerischen Ausbildung ist. So sollte vor allem in Schulungen auf delirbegünstigende Risikofaktoren, sowie auf mögliche Verläufe und Folgen eines Delirs eingegangen werden. Weiterhin relevant sind die speziellen Merkmale von Delirien, die (Differenzial-)Diagnostik, sowie mögliche Präventions- und Interventionsmaßnahmen (Hewer, 2016).

6.3 Umgebungsgestaltung

Vor allem älteren Patienten fällt es nach Aufnahme in ein Krankenhaus oft schwer, sich nicht nur an die ungewohnte Umgebung, sondern auch an die für sie schwer durchschaubaren Abläufe dort und häufige Kontaktwechsel mit Mitarbeitern zu gewöhnen. Besonders trifft dies auf die große Anzahl von Älteren mit sensorischen Defiziten (z.B. Sehstörung) und kognitiven Einschränkungen zu. Deshalb zielt eine delipräventive Milieugestaltung darauf ab, räumliche, soziale und organisatorische Bedingungen im Akutsetting auf die im Alter abnehmenden Bewältigungsmöglichkeiten anzupassen, um so Faktoren wie Fremdheit, Orientierungslosigkeit und Unsicherheit zu reduzieren. Die soziale Milieugestaltung für ältere Patienten lässt sich durch Vermeidung großer Visiten mit vielen Personen verbessern; außerdem sollte der Kontakt mit Angehörigen gefördert werden (jedoch max. zwei Personen zeitgleich).

6.4 Ausgleich sensorischer Einschränkungen

Der größte Risikofaktor für alle Formen sensorischer Einschränkungen ist das Alter an sich. Etwa ein Fünftel der über-75-Jährigen leidet an hochgradigen Sehbeeinträchtigungen, wovon ein Viertel eine Hörminderung hat. „Vor allem eine mehrere Sinnesqualitäten betreffende Einschränkung ist mit hohen psychischen Belastungen und einer erschwerten zeitlichen, situativen und örtlichen Orientierung verbunden" (Hewer, 2016, S. 213). Ältere sind oftmals ohne ihre entsprechenden Hilfsmittel wie Brillen oder Hörgeräte völlig hilflos oder sogar desorientiert. Bei der Delirprävention ist es daher von Bedeutung, ältere Patienten beim Einsatz ihrer gewohnten Hilfsmittel angemessen zu unterstützen.

6.5 Mobilisation und Vermeidung von Bewegungseinschränkung

Häufig ist Immobilität ein Problem bei älteren Patienten. Schon ab dem 45. Lebensjahr kommt es zu altersassoziierten Veränderungen des Bewegungsapparates, die oft zu Beeinträchtigungen der Bewegungsfähigkeit führen. So ist bei solchen Patienten besonders wichtig, dass die Förderung und Unterstützung der Mobilität so früh wie möglich einsetzt und regelmäßig durchgeführt wird. Ebenfalls sollten bewegungseinschränkende Hilfsmittel, wie Drainagen und Blasenkatheter, so schnell wie möglich entfernt (Inouye, 2004) und gezielte Bewegungsübungen unter Anleitung von Physiotherapeuten durchgeführt werden. Patienten, die ihr Bett (noch) nicht verlassen können, sollten durch verschiedene körperliche Aktivitäten im Sitzen oder Liegen unterstützt werden. Besonders nach der Manifestation des Delirs ist die Förderung von Bewegung äußerst wichtig. So sollten die Betroffenen ein bis zweimal täglich individuell strukturierte Physiotherapie erhalten; ebenso sinnvoll ist es, ihre Beweglichkeit und die Aktivitäten ihres täglichen Lebens durch Hilfsmittel zu unterstützen (z.B. stabiles/spezielles Schuhwerk). Außerdem sollten die Patienten regelmäßig dazu aufgefordert werden, an Ergotherapie oder anderen Freizeitveranstaltungen teilzunehmen (Hewer, 2016).

6.6 Nahrungs- und Flüssigkeitsaufnahme

„Multiple Faktoren, die teilweise altersassoziiert sind – etwa ein reduzierter Geruchs- und Geschmackssinn, verminderter Durst –, sowie demenzielle Erkrankungen oder andere psychische Störungen wie Depressionen erhöhen mit zunehmendem Alter das Risiko für Malnutrition" (Hewer, 2016, S. 215). Nicht nur ernährungsbedingte Defizite begünstigen die Entstehung eines Delirs, sondern auch Störungen im Wasser- und Elektrolythaushalt. Häufig resultiert dies aus einem deutlich reduzierten Durstempfinden, was durch eine zu geringe Flüssigkeitszufuhr die Gefahr auf Dehydration erhöhen kann. Verschiedene Studien zeigen, dass Ernährungsinterventionen (wie etwa die Erfassung der Nahrungsmenge, das Angebot proteinangereicherter Mahlzeiten, die Bereithaltung zusätzlicher Zwischenmahlzeiten) die Anzahl der Delirtage signifikant senken kann.

6.7 Kognitive Aktivierung und emotionale Entlastung

Aus der Sicht des Patienten ist das Krankenhaus oft ein sehr ambivalent besetzter Ort, der meist einen deutlichen Bruch mit ihrem Alltag nach sich zieht. Auf der einen Seite empfindet der Patient Hoffnung auf Genesung, auf der anderen Seite befindet er sich in einer unvertrauten Situation und fühlt sich oftmals durch die fremde Routine verängstigt. Besonders bei einem demenzerkrankten Patienten ist solch eine Situation mit viel Stress und Unsicherheit verbunden, da sie diese schlecht einordnen können.

Mit Blick auf die kognitive Situation von älteren Patienten zeigt sich, dass im Krankenhaus regelhaft anzutreffende Reizüberflutungen, aber auch Reizentzüge, Monotonie oder Reizverarmungen gewichtige delirogene Faktoren darstellen. Die überwiegend sterilen Krankenzimmer, die einheitliche Kleidung des Personals sowie die wenig gestalteten Flure und die geringe Eigenaktivität des Patienten begünstigen dies und führen oftmals zu einer (weiteren) Abnahme kognitiver Leistungsfähigkeit während der Hospitalisierung (Hewer, 2016, S. 216).

So sollen zum Beispiel Verhaltensregeln bei der emotionalen Belastung von delirgefährdeten oder –erkrankten Patienten helfen, die sowohl zur Orientierung beitragen sollen, als auch die Ängste und Stressempfindungen zu reduzieren. Als bestmögliche Methode im Umgang von emotional belasteten oder psychomotorisch unruhigen Patienten ist die Anwendung verbaler und nonverbaler Techniken. So ist es in Situation, in denen der Patient gestresst wirkt, sinnvoll, diverse Trigger (Begriffe wie „Kanüle") oder eine Ansprache „von oben herab" zu meiden, da dies eine negative Grundstimmung noch verstärken könnte. Da sich Patienten oftmals nach ihrer deliranten Phase an für sie peinliche Einzelheiten erinnern, ist zu empfehlen, Patienten in dieser Situation durch Empathie und Verständnis emotionale Entlastung zu verschaffen (Breitbart et al., 2002). Ebenfalls wichtig sind regelmäßige Gesprächige, welche den Patienten nicht nur emotional, sondern auch kognitiv aktivieren. Außerdem können Trainings etwa mit Wortspielen, 10-Minuten-Aktivierungen oder Erarbeitung einer Tagesstruktur durchgeführt werden (Inouye, 2004).

6.8 Tagesstrukturierung und Bedürfnisorientierung

Das Milieu eines Krankenhauses steht im Widerspruch zu den vertrauten Ritualen und Abläufen, die ältere Patienten zu Hause haben. Dort vermitteln sie ihnen Sicherheit und Orientierung und tragen somit zur Wahrung der Kontinuität ihres Lebens und der eigenen Identität bei. Im Krankenhaus jedoch gibt es andere Strukturen, die eher durch eine funktionale Sichtweise geprägt sind und eine den gesamten Behandlungsprozess begleitende patientenbezogene Sichtweise missen lässt. Hier wird der Patient in eine passive Rolle gesteckt, muss lange Wartezeiten über sich ergehen lassen und durch verschiedene Untersuchungen bedingte Ortswechsel in Kauf nehmen. Fremde Mitpatienten im Zimmer oder Intimsphäre verletzende Prozeduren (z.B. das Tragen eines Flügelhemdes) schränken den Patient zudem noch in seiner Privatsphäre und Autonomie ein. Da der Tagesablauf in einem Krankenhaus kollektiv ist, zwingt dies den Patienten, seine Gewohnheiten, etwa durch frühes Wecken, zu ändern. Jedoch ist die Übernahme vertrauter Tagesstrukturen in den Stationsalltag auch ohne weitreichende strukturelle Veränderungen mit geringen Mitteln möglich. Man könnte die morgendliche Körperpflege oder die täglichen Mahlzeiten möglichst zu vertrauten Zeiten anbieten; im besten Falle auch ohne eine Unterbrechung durch Behandlungsmaßnahmen. Auch sollten Patienten Beschäftigungsangebote erhalten oder zu diesen motiviert werden (Bücher lesen, Musik hören, Cafeteria oder Kapelle aufsuchen). In gleichem Maße gilt jedoch, den Patienten nicht zu überfordern und einen gesunden Tag-Nacht-Rhythmus zu unterstützen und Ruhezeiten über den Tag verteilt ermöglichen (Ministerium für Gesundheit, Emanzipation, Pflege und Alter des Landes Nordrhein-Westfalen, 2012).

6.9 Förderung eines gesunden Schlafverhaltens

Mit zunehmendem Alter verändert sich auch das Schlafverhalten. Ältere Patienten zeigen eine abnehmende Schlaftiefe, was ihren Schlaf insgesamt deutlich störungsanfälliger macht und deshalb wachen sie häufiger auf als jüngere Menschen. Bei einem Krankenhausaufenthalt ist nicht nur der gewohnte Tagesablauf der Krankenhausroutine unterstellt, sondern auch die den Heilungsprozess begünstigende Nachtruhe durch viele verschiedene Umgebungsfaktoren geschmälert. Schlafentzug kann ein wesentlicher Auslöser für eine Delirentwicklung sein. Außerdem kann das Anheben der Körpertemperatur durch vorgewärmte Decken, Bettflaschen oder gewärmte Socken die Einschlafzeit der Patienten verkürzen. Ebenfalls positiv auf den Schlaf wirken sich z.B. auf eine Serviette getupftes Lavendelöl aus oder Schlafteezubereitungen aus Hopfen, Melisse und Baldrian. Für die Genesung ist es auch wichtig, eine Umgebung mit minimaler Geräuschkulisse und geringer Beleuchtung für möglichst lange Schlafperioden in der Nacht zu gewährleisten. Zur Verbesserung ihres nächtlichen Schlafverhaltens sollten die Patienten mindestens sechs Stunden nicht durch die Gabe von Medikamenten, die Überprüfung von Vitalfunktionen oder anderen Prozeduren gestört werden (Inouye, 2004).

6.10 Schmerzfassung und Schmerzmonitoring

Verschiedenen populationsbezogenen Untersuchungen zufolge, weisen Menschen ab dem 65. Lebensjahr eine Prävalenz chronischer Schmerzerkrankungen von 50% auf, welche mit zunehmendem Alter ansteigt. Ursachen hierfür können u.a. sein: degenerative Wirbelsäulenveränderungen, Arthrose, Osteoporose, arterielle Verschlusskrankheiten oder neurologische Leiden. Hinzu kommen Schmerzen die im Krankenhaus noch zusätzlich ausgelöst werden, wie bei Operationen oder Mobilitätsübungen. Ein hohes Level an Schmerzen resultiert oft in negative physische Auswirkungen (wie Immobilität) oder psychische Auswirkungen (wie eine negative emotionale Grundhaltung), was ein hoher Risikofaktor für die Entstehung eines Delirs sein kann.

So ist bewiesen, dass Schmerzmonitoring die Grundlage für eine adäquate Schmerztherapie bildet und die damit verbundene Stressreduktion nicht nur die Häufigkeit, sondern auch den Schweregrad von Delirien effizient reduzieren kann

(Vaurio et al., 2006). Besonders wichtig ist es bei Patienten mit Kommunikationsschwierigkeiten (Demenzerkrankte), gezielt auf nonverbale Anzeichen für Schmerzen (z.B. veränderte Mimik, Veränderung der Lautbildung) zu achten. Wenn dann beim Patienten Schmerzen vermutet oder klar identifiziert wurden, sollten schmerzreduzierende Maßnahmen eingeleitet und regelmäßig evaluiert werden. Ebenso wirksam, zur Verhinderung oder Abschwächung eines Delirs, ist eine Schmerzmittelgabe, die jedoch immer zu festen Zeiten und nicht erst bei Bedarf erfolgen sollte. Zusätzlich zu einem adäquaten medikamentösen Schmerzmanagement sollten auch nichtmedikamentöse Maßnahmen (z.B. Kälte, Massagen, Lagerungstechniken) eingesetzt werden, weil Schmerzmedikamente die Gefahr bergen können, ein Delir zu begünstigen (Hewer, 2016).

6.11 Einbezug von Angehörigen

Angehörigenehmen im Bereich der Pflege, Betreuung und Fürsorge eine wichtige delirpräventive Rolle ein, da Patienten mit zunehmendem Alter vulnerabler für verschiedene krankenhausassoziierte Stressfaktoren und Unsicherheit sind. Oft scheitert aber eine gelungene Einbindung der Angehörigen daran, dass sie zu wenig angeleitet und aufgeklärt werden und sich schwer tun, mit den veränderten Verhaltensweisen (Delir bedingt) der Betroffenen adäquat umzugehen.

Im Verlauf der weiteren Betreuung können Angehörige den Patienten in seiner Orientierung durch die Einbindung in kognitive Reorientierungsmaßnahmen unterstützen, indem sie ihn wiederholt an Situation, Zeit und Ort erinnern. Aufgrund ihres Zugangs zum Betroffenen und ihrer Erfahrung wirken enge Bezugspersonen auf ältere Patienten meist beruhigender als Stationsmitarbeitende und beugen so nicht nur Stress vor, sondern tragen zugleich oft wesentlich zur Vermeidung von Verhaltensauffälligkeiten bei (Hewer, 2016, S. 222).

7 Diskussion

Die präsentierten Ausführungen beziehen sich primär auf die Erklärung des Delirs, wie es diagnostiziert wird, welche Symptomatik vorliegen kann und welche Präventivmaßnahmen es gibt. Ziel der vorliegenden Arbeit war es, den Leser über diese Syndrom aufzuklären, da es ein häufiges Krankheitsbild ist, welches oft übersehen wird und in seiner Bedrohlichkeit unterschätzt wird. Die Gefahr ist groß, dass aus einer geringfügigen Delirbereitschaft, ein ausgewachsenes Delir entstehen kann, wenn in der Milieugestaltung und im Umgang mit den Patienten keine angemessenen Maßnahmen ergriffen werden.

So ist für ärztliches und pflegerisches Personal alle Aspekte eines Delirs zu kennen und sich damit auseinandergesetzt zu haben. Daher fasse ich hier abschließend noch einmal die wichtigsten Fakten über ein Delir zusammen:

- Psychopathologisches Syndrom, verursacht durch eine akut auftretende und typischerweise fluktuierende Störung der Hirnfunktion.
- Beeinträchtigungen von Aufmerksamkeit, Bewusstsein und weitere kognitive Störungen sind Kardinalsymptome.
- Ein Delir kann in jedem Lebensalter auftreten und zählt bei Älteren zu den häufigsten psychischen Störungen.
- Viele Risikofaktoren sind bekannt. Nicht modifizierbar sind hohes Lebensalter, Demenz- und andere chronische Erkrankungen von Gehirn und Gesamtorganismus; Modifizierbare Faktoren sind Seh-, Hör- und Schlafstörungen, Polypharmazie (die Einnahme multipler Medikamente), Immobilität und zu geringe Flüssigkeitszufuhr.
- Delirien sind reversible, häufig bleiben jedoch Beeinträchtigungen zurück.
- Die erste Stufe der Diagnostik ist das Erkennen des psychopathologischen Syndroms. Im zweiten Schritt folgt die Abklärung bezüglich ursächlicher/auslösender Erkrankungen.
- Delirprävention enthält Maßnahmen zum Erhalt des körperlichen und psychischen Gleichgewichts von Alterspatienten. So sind Multikomponentenprogramme wirksam und geeignet ein Drittel der Delirfälle zu verhindern.

Das sind wohl die wichtigsten Informationen dieser Arbeit und hoffentlich sind sie bei der Prävention von Delirien in Krankenhäusern und Pflegeheimen hilfreich.

Literaturverzeichnis

American Psychiatric Association. *Diagnostic and Statistical Manual of Mental Disorders (DSM-5®)*. American Psychiatric Pub, 2013.

American Psychiatric Association. „Practice guideline for the treatment of patients with delirium". *The American Journal of Psychiatry*, Nr. 156 (1999): 1–20.

Breitbart, W, C Gibson, und A Tremblay. „The delirium experience: delirium recall and delirium-related distress in hospitalized patients with cancer, their spouses/caregivers, and their nurses". *Psychosomatics*, Nr. 43 (2002): 183–94.

Cole, Martin G. „Delirium in Elderly Patients". *The American Journal of Geriatric Psychiatry* 12, Nr. 1 (2004): 7–21.

Förstl, Hans. *Demenzen in Theorie und Praxis*. 3. Aufl. Berlin u.a.: Springer, 2011.

Hafner, M. „Definition and epidemiology of delirium in the elderly". *Therapeutische Umschau*, Nr. 67 (2010): 57–61.

Hewer, Walter. *Delir beim alten Menschen: Grundlagen - Diagnostik - Therapie - Prävention*. Herausgegeben von Lutz Michael Drach und Christine Thomas. Stuttgart: Kohlhammer, 2016.

Inouye, SK. „A practical program for preventing delirium in hospitalized elderly patients". *Cleveland Clinical Journal of Medicine*, Nr. 71 (2004): 890–96.

Inouye, SK. „Delirium in older persons". *The New England Journal of Medicine* 11, Nr. 354 (2006): 1157–65.

Inouye, SK. „The dilemma of delirium: clinical and research controversies regarding diagnosis and evaluation of delirium in hospitalized elderly medical patients". *American Journal of Medicine*, Nr. 97 (1994): 278–88.

Lindesay, James, Gabriele Kreutzner, und Wolfgang Hasemann. *Akute Verwirrtheit - Delir im Alter: Praxishandbuch für Pflegende und Mediziner*. 1. Aufl. Pflegepraxis-Programmbereich Pflege. Bern: Huber, 2009.

Lorenzl, Stefan, I Füsgen, und S Noachtar. „Verwirrtheitszustände im Alter: Diagnostik und Therapie". *Deutsches Ärzteblatt* 21, Nr. 109 (2012): 391–400.

Ministerium für Gesundheit, Emanzipation, Pflege und Alter des Landes Nordrhein-Westfalen. „Der alte Mensch im OP. Praktische Anregungen zur besseren Versorgung und Verhinderung eines perioperativen Altersdelirs. Düsseldorf", 2012. Abgerufen am 06.02.2017 von http://www.mgepa.nrw.de/mediapool/pdf/presse/pressemitteilungen/Der_alte_Mensch_im_OP.pdf.

O'Keeffe, Emma, Osman Mukhtar, und Shaun T. O'Keeffe. „Orientation to Time as a Guide to the Presence and Severity of Cognitive Impairment in Older Hospital Patients". *Journal of Neurology, Neurosurgery, and Psychiatry* 82, Nr. 5 (2011): 500–504.

Pantel, Johannes, Johannes Schröder, Cornelius Bollheimer, Cornel Sieber, und Andreas Kruse. *Praxishandbuch Altersmedizin: Geriatrie - Gerontopsychiatrie - Gerontologie*. Stuttgart: Kohlhammer, 2014.

Vaurio, L, L Sands, Y Wang, EA Mullen, und J Leung. „Postoperative delirium: the importance of pain and pain management". *Anesthesia & Analgesia*, Nr. 102 (2006): 1267–73.

BEI GRIN MACHT SICH IHR WISSEN BEZAHLT

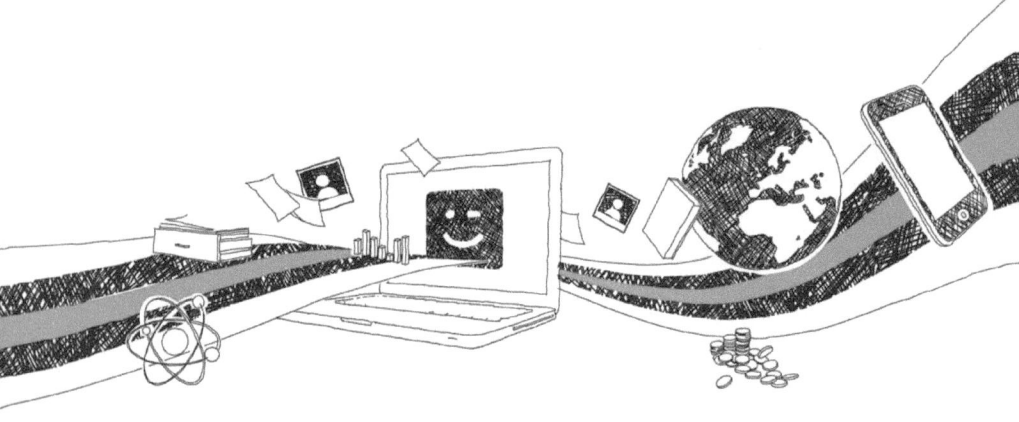

- Wir veröffentlichen Ihre Hausarbeit,
  Bachelor- und Masterarbeit

- Ihr eigenes eBook und Buch -
  weltweit in allen wichtigen Shops

- Verdienen Sie an jedem Verkauf

Jetzt bei www.GRIN.com hochladen
und kostenlos publizieren

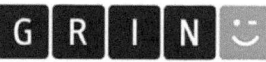